Allanazar Allanazarov
Guzal Tadjitdinova

FÍSTULA INTESTINAL

Allanazar Allanazarov
Guzal Tadjitdinova

FÍSTULA INTESTINAL

GUIA METODOLÓGICO

ScienciaScripts

Imprint
Any brand names and product names mentioned in this book are subject to trademark, brand or patent protection and are trademarks or registered trademarks of their respective holders. The use of brand names, product names, common names, trade names, product descriptions etc. even without a particular marking in this work is in no way to be construed to mean that such names may be regarded as unrestricted in respect of trademark and brand protection legislation and could thus be used by anyone.

Cover image: www.ingimage.com

This book is a translation from the original published under ISBN 978-620-7-99843-2.

Publisher:
Sciencia Scripts
is a trademark of
Dodo Books Indian Ocean Ltd. and OmniScriptum S.R.L publishing group

120 High Road, East Finchley, London, N2 9ED, United Kingdom
Str. Armeneasca 28/1, office 1, Chisinau MD-2012, Republic of Moldova, Europe
Printed at: see last page
ISBN: 978-620-7-98815-0

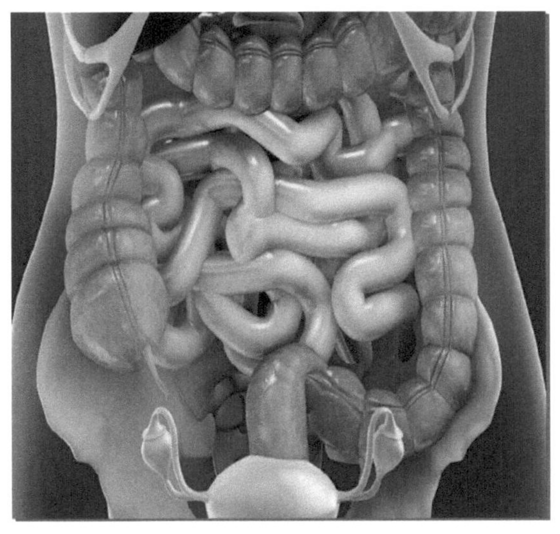

FÍSTULA INTESTINAL

TRATAMENTO, ENSINO PROFISSIONAL, PEDIATRIA DAS INSTITUIÇÕES MÉDICAS DE ENSINO SUPERIOR PARA ESTUDANTES DE 4 ANOS, RESIDENTES CLÍNICOS E MESTRES GUIA METODOLÓGICO

URGANCH - 2024

AUTORES

Allanazarov Allanazar Khudashkurovich - professor sénior do departamento "Doenças cirúrgicas e transplantologia" da filial de Urganch da Academia Médica de Tashkent, doutoramento.

Tajitdinova Gozal Ghairatovna é estudante da Faculdade de Medicina, secção de Urganch da Academia Médica de Tashkent

Este guia metodológico destina-se aos estudantes do IV ano das instituições médicas de ensino superior, aos residentes clínicos e aos mestres.

INTRODUÇÃO

As fístulas intestinais são orifícios na parede intestinal separados da cavidade abdominal livre, que comunicam com o ambiente externo ou com outros órgãos ocos.

As fístulas intestinais ocorrem em resultado de várias doenças e lesões abdominais. A maioria das fístulas extrínsecas ocorre quando o fluido intestinal sai para fora ou para uma cavidade de abcesso. Neste caso, a passagem intestinal é total ou parcialmente interrompida. A quantidade de líquido no intestino depende do tamanho da fístula intestinal, do nível do trato intestinal e da dieta do doente. Quanto mais alta for a fístula no trato intestinal, maior será o fluido intestinal e, consequentemente, a água, os electrólitos, o oxigénio e as enzimas.

Tópico: Fístulas intestinais

A palestra destina-se a: Alunos do 4 ano, residentes clínicos e mestres de tratamento, educação profissional, pediatria de instituições médicas de ensino superior.

Justificação do tema: As fístulas intestinais ocorrem como resultado de várias doenças e lesões dos órgãos abdominais. A maioria das fístulas extrínsecas ocorre quando o fluido intestinal sai para fora ou para dentro de uma cavidade de abcesso. Neste caso, a passagem intestinal está total ou parcialmente interrompida. A quantidade de líquido no intestino depende do tamanho da fístula intestinal, do nível do trato intestinal e da dieta do doente. Quanto mais alta for a fístula no trato intestinal, maior será o líquido intestinal e, consequentemente, a água, os electrólitos, o oxigénio e as enzimas.

O objetivo da aula: familiarizar os alunos com a etiopatogénese, a evolução clínica e as complicações, o diagnóstico e os métodos de tratamento das fístulas intestinais.

Objectivos pedagógicos: apresentar as fístulas intestinais, ensinar a comunicação com estes doentes, alargar o leque de conhecimentos existentes dos estudantes sobre a sua prevenção e tratamento, preparar os estudantes para a formação prática.

Tópicos da palestra: explicação da fístula intestinal, sua etiopatogenia, esclarecimento do quadro clínico e complicações desta doença, esclarecimento dos métodos de diagnóstico e tratamento modernos

Questões para debate:

1. Justificação do tema (motivação) - 5 min

2. Classificação das fístulas intestinais - 10 min

3. Descrição das fístulas labiais e da sua evolução clínica - 20 min

4. Descrição das fístulas tubulares e da sua evolução clínica - 20 min.

5. Métodos de tratamento da fístula - 20 min

6. Prevenção de fugas - 15 min

Etiologia, patogénese e estrutura. As causas das fístulas intestinais são diferentes. De acordo com a aparência etiológica, as fístulas intestinais são classificadas da seguinte forma:

As fístulas são nodulares (via biliar imatura), adquiridas (traumáticas, inflamatórias e degenerativas, tratáveis, em tumores, fístulas intestinais, etc.), iatrogénicas. Perturbações no desenvolvimento da parte anal ou ampular do reto conduzem a fístulas intestinais- vaginais, intestinais-urinárias e mesmo intestinais-testiculares (Fig. 1).

Imagem 1

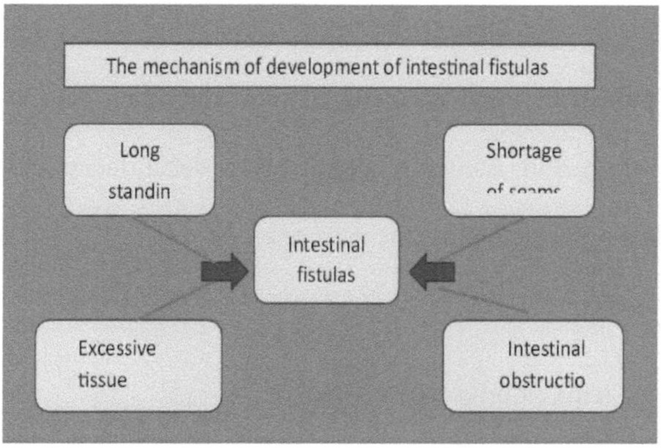

Entre as fístulas do intestino delgado, um grupo distinto é o das fístulas formadas após a enterostomia clássica de "gancho". Tem origem em operações efectuadas com a ajuda de um tubo de borracha para queimar a parede frontal do intestino até ao peritoneu parietal. O tubo é retirado 8 a 10 dias após a operação. No entanto, a fístula, em vez de ser fechada, torna-se aberta e, por vezes, o trato intestinal ocluído, ou mesmo a cavidade abdominal. Como resultado, o líquido intestinal espalha-se não só para o ambiente externo, mas também para a cavidade abdominal. As fístulas abertas não terminam completamente e, em alguns casos, passam com muita secreção aquosa, podendo mesmo levar à morte.

As doenças que causam fístulas intestinais recorrentes incluem:

a) tumores de má qualidade (perfuração da parede intestinal devido à degradação do tumor);

b) doenças inflamatórias agudas ou crónicas dos órgãos abdominais (infiltrado apendicular, actinomicose, febre tifoide, tuberculose intestinal, colite ulcerosa, diverticulite do cólon, ileíte terminal, etc.);

c) a ocorrência de alterações destrutivas na parede intestinal em consequência de perturbações da circulação sanguínea (hérnia de corte, danos ou rutura de vasos intestinais, etc.). Para que se forme uma fístula na mesma parte da parede intestinal onde ocorre a fístula intestinal, é também necessário que este ramo seja separado da cavidade abdominal. Mais tarde, o líquido intestinal encontra o seu caminho e irrompe.

Existem duas categorias de causas mais comuns de fístula intestinal: a primeira é a presença de algum tipo de processo inflamatório purulento no abdómen durante a operação; a segunda - erros tácticos ou técnicos cometidos pelo cirurgião durante e após a operação.

Uma das principais causas de fístulas intestinais é um aumento do processo inflamatório purulento na cavidade abdominal, e o paciente foi submetido a uma cirurgia para esta doença. As fístulas intestinais também se podem desenvolver após a abertura das bolsas de abcesso formadas em resultado da rutura de tumores intestinais, ou como resultado da necrose da cúpula da pélvis, que ocorreu após a apendicectomia.

No entanto, é difícil dizer exatamente o que causa a fístula intestinal. Para além disso, quando a doença ocorre, é frequente verificar-se anemia, intoxicação e perda de peso. As operações realizadas devido a processos destrutivos na cavidade abdominal requerem um desbridamento geral e um bom relaxamento dos músculos da parede frontal do abdómen. Por isso, é aconselhável operar a apendicite destrutiva com a ajuda de anestesia. Para uma tal operação, a incisão deve ser de tamanho suficiente. Uma incisão pequena ou mal selecionada leva ao fracasso da operação com dificuldades técnicas, revisão insuficiente da cavidade abdominal. É necessário apanhar cuidadosamente os tecidos inflamados. Ao separar um tumor helmíntico, deve-se ter cuidado para não danificar a parede intestinal e queimá-la. Recomenda-se a realização de peritonização das áreas desertificadas. É necessário efetuar a operação de acordo com o grau de patologia. Ao determinar a viabilidade do tecido intestinal, todas as células suspeitas devem ser removidas e a anastomose inter-intestinal deve ser efectuada combinando apenas tecido saudável. O saneamento adequado da cavidade abdominal durante a operação e a sua drenagem adequada no período pós-operatório são muito importantes. É necessário ter em conta que a ferida pós-operatória deve ser completamente suturada e, em doenças com um processo inflamatório, por vezes a ferida pode apodrecer e pode formar-se uma fístula intestinal. A traumatização dos tecidos do dorso durante a operação, a sutura acentuada das extremidades do intestino na área anastomótica e o aprofundamento da parede intestinal nas suturas sero-serosas são considerados erros técnicos.

CLASSIFICAÇÃO DAS FÍSTULAS INTESTINAIS

1. De acordo com a natureza da ligação: externa e interna.

2. De acordo com o tempo de aparecimento: botão e adquirido.

3. De acordo com a etiologia: traumática, inflamatória e degenerativa, colocada para efeitos de tratamento.

4. Por função: completa e incompleta.

5. Por natureza: canelado e canelado.

6. De acordo com o nível de localização: alto e baixo.

7. De acordo com a passagem: complicado e descomplicado.

Numa fístula completa, todas as substâncias do intestino saem, de forma irregular, sai um pus, que leva parte do intestino para fora. Se o intestino estiver ligado à pele e a sua membrana mucosa estiver coberta pela pele, estas fístulas têm a forma de um lábio, são redondas e correm entre o intestino e a pele, são fístulas tubulares (Fig. 2).

Imagem 2

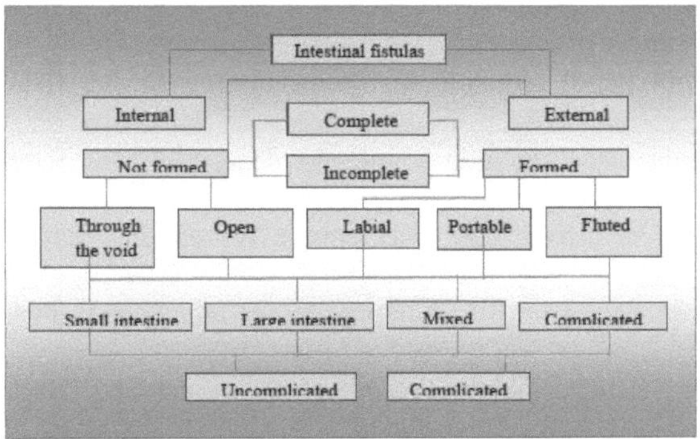

A acumulação de líquido e os abcessos indicam fístulas complicadas. Clínica e diagnóstico: as fístulas externas do intestino delgado manifestam-se pela saída de líquido do intestino. A quantidade de líquido libertado depende do carácter e da função da fístula, podendo ser desde uma pequena quantidade até à quantidade que seca a vagina da doente. O diagnóstico é feito através de um exame de raios X da localização e do carácter da fístula (bebendo solução de sulfato de bário) ou injectando um agente de contraste solúvel em água na fístula (fistulografia) (Fig. 3).

Imagem 3

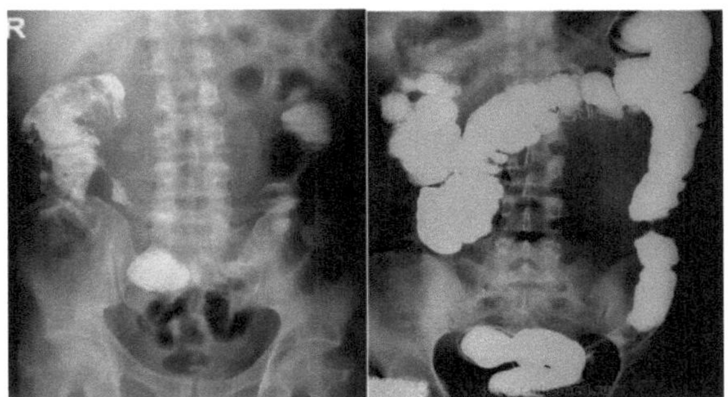

O fator etiológico mais comum que causa as fístulas intestinais é um fator microbiano (fístulas intestinais infecciosas); os factores químicos e físicos desempenham um papel reduzido no desenvolvimento das fístulas intestinais (assépticas). Mais tarde, quando a infeção desaparece, as fístulas intestinais assépticas tornam-se infecciosas (purulentas). No entanto, em alguns casos, a causa primária da fístula intestinal não pode ser identificada mesmo após uma autópsia. Estas fístulas intestinais são denominadas fístulas intestinais criptogénicas. Considera-se que a principal razão para o aparecimento de fístulas intestinais é a presença de microflora patogénica no estômago, mas existem muitas provas de que a presença de microflora no estômago não indica o aparecimento de fístulas intestinais.

A variedade de factores etiológicos que causam fístulas intestinais (inflamação destrutiva aguda dos órgãos abdominais), a abundância de sintomas, bem como a abundância de sinais clínicos indicam que esta doença é polietiológica.

As catecolaminas, a histamina e os corticosteróides são libertados sob a influência das endotoxinas, danificando gravemente os órgãos parenquimatosos, os distúrbios hemodinâmicos profundos, o oxigénio, as trocas de água-sal e o equilíbrio ácido-base (hipoproteinemia, hipovolemia, hipoalbuminemia, hipocalemia, hiponatremia, hipocalcemia e acidose metabólica).

Assim, uma série de alterações patológicas complexas e de factores de influência adicionais que lhes são adicionados à medida que o processo inflamatório progride levam à formação de um estado desordenado tanto no organismo como no nível funcionalmente ativo do sistema digestivo.

As perturbações hemodinâmicas desempenham um papel importante na clínica das fístulas intestinais e as perturbações cardiovasculares e respiratórias são a principal causa de consequências letais na inflamação difusa do peritoneu. Considera-se que as perturbações hemodinâmicas resultam dos efeitos directos da endotoxina no miocárdio, enquanto a insuficiência respiratória está principalmente associada aos efeitos directos da toxina no tipo de vasos sanguíneos. Porque o componente superior é considerado primário nas perturbações hemodinâmicas.

À medida que a doença progride, os parâmetros funcionais do sistema cardiovascular diminuem significativamente, em resultado dos quais os indicadores de ejeção de sangue do coração se deterioram, o volume minuto e o volume sistólico do coração diminuem em paralelo, a velocidade total do fluxo sanguíneo diminui moderadamente e o coeficiente de eficiência da circulação diminui.

As doenças purulentas graves são causadas pela ativação súbita de processos metabólicos e pela sua mudança para reacções catabólicas, causando necessidades energéticas anormais do corpo. Um aumento da temperatura corporal de 1°C leva a um aumento do consumo de energia até 15%. Mesmo que a taxa metabólica local nos órgãos internos do abdómen represente normalmente cerca de 50% da taxa metabólica total do corpo, e se se assumir que aumenta durante o processo inflamatório, o doente com fístulas intestinais graves pode necessitar de pelo menos 3000-3500 kcal por dia para obter energia.

Uma grande quantidade de oxil entra na cavidade intestinal parética por difusão, onde sofre uma degradação enzimática patológica. É possível reabsorver estes produtos de decomposição, mas a capacidade do organismo para os eliminar como material plástico e imunitário é duvidosa. Nas fístulas intestinais, ocorrem também perturbações qualitativas do metabolismo do oxigénio. Em primeiro lugar, a hipoalbuminemia, que tem um carácter absoluto, chama a atenção para si própria, porque é observada no contexto de uma diminuição geral da quantidade de proteínas plasmáticas. Observa-se uma diminuição particularmente acentuada do nível de albumina nas fístulas intestinais difusas, onde a sua tendência para diminuir aumenta até aos 10 dias de observação.

As alterações na quantidade da fração de globulina não são unilaterais, em geral, a quantidade do componente de globulina plasmática tem uma tendência moderada para aumentar. Esta tendência é mais acentuada nas fístulas do intestino delgado e menos acentuada nas fístulas intestinais difusas.

O metabolismo do sódio (Na+) caracteriza-se por uma tendência inversa, ou seja, uma forte tendência para a retenção deste catião no organismo. Este facto faz-se sentir pelo seu aumento nos elementos celulares, pela hiponatremia moderada e pela diminuição da excreção de sódio na urina. Esta retenção de sódio explica-se por um aumento da função mineralocorticóide das glândulas supra-renais, nomeadamente pela produção rápida de aldosterona. Tendo em conta que o catião sódio desempenha um papel preponderante na manutenção do equilíbrio osmótico em ambientes biológicos, deve reconhecer-se que o aumento da produção de aldosterona é uma reação protetora específica do organismo em condições de perturbação acentuada. O facto de a quantidade de sódio no exsudado e nos fluidos gástricos e intestinais ser relativamente baixa é uma confirmação deste facto.

As perturbações do estado ácido-base do corpo (BAS) nas fístulas intestinais têm estado no centro das atenções dos clínicos durante muitos anos. Alguns autores (V.Ya. Shlapobarsky, 1958; P.L. Seltsovsky, 1963) acreditavam que a acidose simples ocorre sempre em condições de fístulas intestinais, várias fístulas intestinais. No entanto, com o advento do método preciso de Astrup para a determinação de microelectrolitos, verificou-se que esta tendência está sempre presente nas fístulas intestinais. Para além disso, as fístulas intestinais têm frequentemente alcalose grave, e os indicadores KIX podem mudar rapidamente nestas condições.

O exame de doentes com fístulas intestinais deve ser regular e exaustivo e deve incluir o estudo da anamnese, queixas, exame, palpação, auscultação e resultados de percussão, devendo ser efectuados testes clínicos e bioquímicos.

Um estudo cuidadoso da anamnese da doença é de importância primordial para o diagnóstico correto, tratamento atempado e adequado. Na anamnese, antes de mais, deve ser criticada a informação exacta sobre os principais sintomas da doença, as medidas de tratamento utilizadas até à admissão do doente no serviço de cirurgia. Um dos principais sintomas das doenças cirúrgicas agudas dos órgãos abdominais é a dor abdominal, a sua localização, força e carácter são considerados. O aparecimento de dor intensa no abdómen, que é acompanhada por um agravamento do estado geral do doente, é um dos sintomas terríveis que indicam uma ameaça grave para a cavidade abdominal. No diagnóstico de fístulas intestinais, os vómitos, a frequência com que ocorrem e a natureza das massas de vómito são factores importantes.

Um dos principais factores no exame da língua (nas fístulas intestinais, a língua é seca como uma "chutka") é considerado, o que provavelmente se deve à deposição de líquido e ao desenvolvimento de desidratação. O exame abdominal é importante para o diagnóstico das fístulas intestinais.

Quando se examina o abdómen, presta-se atenção ao seu tamanho (inchado ou afundado), à respiração e à cor da pele. Nota-se que o movimento da parede do calo é limitado à zona de projeção durante a inflamação principal. Leucocitose elevada na análise do sangue, que depois diminui e pode alternar com leucopenia quando as defesas do organismo já não estão presentes. O equilíbrio hidroelectrolítico e as perturbações ácido-alcalinas atingem os níveis mais elevados. No eletrocardiograma, aparecem sinais característicos de danos tóxicos no miocárdio e distúrbios electrolíticos (hipocalemia). Ao examinar um coagulograma, são detectados sinais de síndrome de coagulação intravascular disseminada (síndrome DVS), que perturba a microcirculação e agrava o curso da doença. Todos estes factores desagradáveis levam à descompensação da função dos órgãos e sistemas vitais, desenvolvem insuficiência cardiovascular, hepática e hepato-renal.

Em cerca de 85% dos casos, as alterações patomorfológicas num dos órgãos da cavidade abdominal desenvolvem-se em paralelo com os sintomas e são diagnosticadas. No entanto, em cerca de 15% das doenças cirúrgicas agudas, os sintomas locais são inespecíficos e, por vezes, os sintomas gerais também podem ser inespecíficos. Nestes casos, deve ser dada especial atenção ao carácter do ataque do ogre. O diagnóstico diferencial das fístulas intestinais geralmente não causa dificuldades sérias, mas o tratamento das fístulas intestinais nas mesmas fases é frequentemente menos útil. As fístulas intestinais são fáceis de detetar na fase inicial, porque os seus sintomas clínicos diferem dos sintomas da doença que está na origem das fístulas intestinais. Ao mesmo tempo, no contexto de vómitos incessantes na pancreatite, não há tensão dos músculos da parede abdominal anterior, ou esta não se manifesta. Os sintomas da cavidade abdominal são graves, e a temperatura sobe ao normal no início da doença. Na análise do sangue e da urina, é detectado o aumento da quantidade da enzima diastase.

Do ponto de vista clínico, difere das fístulas intestinais apenas nas fases iniciais; mais tarde, na ausência de tratamento adequado, desenvolve-se perfuração intestinal e as fístulas intestinais juntam-se aos sintomas de obstrução intestinal. Se, no início da obstrução intestinal, os gritos forem de carácter forte (tipo ataque), os gritos persistentes são característicos das fístulas intestinais. Quando o intestino é bloqueado, o peristaltismo aumenta acentuadamente no início, levando por vezes a uma queda. No caso das fístulas intestinais, é possível identificar as taças de Kloiber, um sinal caraterístico de obstrução intestinal na radiografia. Dor sob as costelas direitas, dor irradiada sobre o ombro, vómitos de uma pequena quantidade de líquido medular misturado com urina. A tensão muscular sob as costelas não é evidente, não há sintomas de peritonite. O calor e o riso antiespasmódico aliviam rapidamente o ataque de cólicas. Tratamento. O tratamento das fístulas tubulares é sobretudo conservador - dieta hipercalórica, correção das trocas de água-electrólitos, oxigénio, gorduras e hidratos de carbono, criação de vários obturadores e pellets, tratamento e limpeza da pele à volta da fístula, alimentação parentérica. O tratamento conservador é benéfico em 40-45% dos doentes, num curso de tratamento de 6-8 semanas. As fístulas inacabadas e praticamente todas as fístulas labiais são fechadas cirurgicamente. O encerramento abdominal é utilizado para fístulas irregulares, tubulares e labiais e, para outros tipos, é utilizada a ressecção intestinal e o encerramento no interior do abdómen (figuras 4 e 5).

Imagem 4

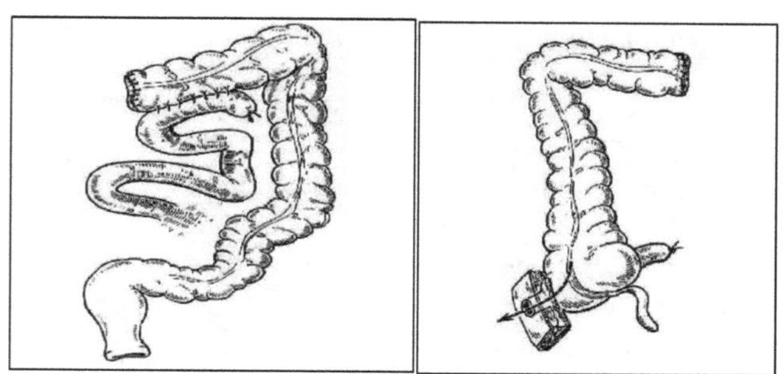

Se o órgão de onde provém a fístula intestinal puder ser removido (tumor semelhante a um verme, cordão umbilical) e as condições técnicas o permitirem, é razoável remover radicalmente o local de infeção da cavidade abdominal. Em caso de perfuração do órgão gástrico (estômago, úlcera duodenal, divertículo do cólon, cancro do estômago ou do cólon), o orifício perfurante é frequentemente suturado. Se tiverem decorrido mais de 6 horas após a perfuração, é necessário aguardar eventuais danos bacterianos na cavidade abdominal. Antes de suturar a ferida de laparotomia da parede abdominal anterior, considera-se como condição principal a drenagem das contraperfurações nos ramos subcostal e ilíaco da cavidade abdominal. Os métodos de drenagem da cavidade abdominal dependem do grau de lesão do peritoneu. Em segundo lugar, nas fístulas intestinais locais, a drenagem é efectuada no ramo envolvido; nas fístulas intestinais difusas, são efectuadas 2 ou 3 drenagens para controlo e administração intra-abdominal de antibióticos. O diagnóstico atempado das formas iniciais de fístulas intestinais e a intervenção cirúrgica adequada são a chave para o tratamento desta doença perigosa.

Imagem 5

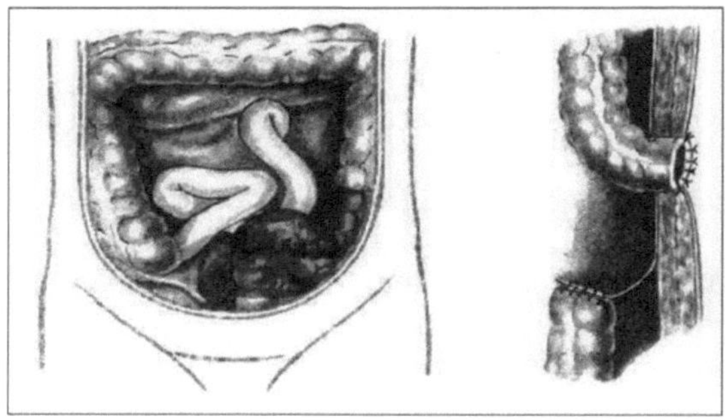

Neste caso, a intervenção deve incluir o seguinte:

- revisão dos órgãos abdominais e eliminação da causa das fístulas intestinais,

- bacterioscopia expressa, análise bacteriológica e extração de exsudado da

cavidade abdominal para determinar a sensibilidade aos antibióticos,

- evacuação do exsudado, saneamento e lavagem da cavidade abdominal com

soluções anti-sépticas (5-8 l de furacilina, solução de Ringer, solução fisiológica

ou rivanol),

- instalação de um microirrigador para solução de Novocaína no intestino

delgado para prevenção de atonia intestinal ou Novocaína,

Foram avaliados os resultados do teste de recuperação da digestão intestinal e da

função intestinal. A sua essência é a seguinte: a partir do segundo dia do

primeiro período pós-operatório, o doente foi submetido a uma aspiração ativa

de líquido intestinal com o bocal de aspiração da sonda nasoenteral durante 1

hora. De seguida, foram gotejados 100 ml de solução salina (60 gotas por

minuto) através da pequena abertura da sonda. Foi criada uma exposição de 30 minutos. Em seguida, procedeu-se à aspiração ativa num recipiente graduado e o aspirado obtido foi verificado em termos de qualidade e quantidade. Se os resultados dos testes (quantidade e teor qualitativo) não revelarem que 55% do líquido injetado foi aspirado, a amostra de teste é considerada negativa e a sonda continua a funcionar em modo DK e KL. Se menos de 55% do líquido aspirado for retirado, a amostra de teste é considerada uma proporção e a sonda funciona em modo EZO.

NOVAS TECNOLOGIAS PEDAGÓGICAS UTILIZADAS NA FORMAÇÃO

Aplicação de novas tecnologias pedagógicas nesta formação

Utilizar o método **"BLACK BOX"**.

Este método prevê a cooperação e a participação ativa de cada aluno durante a aula, o professor trabalha com todo o grupo.

Cada aluno tira um cartão com uma pergunta da caixa preta.

O aluno tem 3 minutos para responder. De seguida, as respostas serão discutidas. No final do método, o professor discute as respostas dadas e determina a atividade dos alunos.

Este método desenvolve a capacidade do aluno para falar e pensar e forma no aluno o pensamento e o raciocínio autónomos.

Tipos de anotações:

Durante a defecação, o doente tem uma descarga aumentada de glóbulos vermelhos, se estes não estiverem misturados com as fezes

Utilizar o método **"NINHO DE ARANHA"**.

É dado tempo aos alunos para prepararem perguntas de aulas anteriores. Os participantes sentam-se em círculo.

Um dos participantes recebe uma bola atada com um cordel e entrega a bola ao aluno que pretende, fazendo uma pergunta que preparou antecipadamente (ele próprio deve saber a resposta).

O aluno que recebeu a bola responde à pergunta (o participante que fez a pergunta interpreta a resposta) e dá a pergunta a outro participante. Esta competição continua até que todos os participantes estejam envolvidos no "ninho de aranha".

Depois de todos os alunos terem feito perguntas, o aluno devolve a bola ao participante que fez a primeira pergunta e faz-lhe uma pergunta, etc., até o puzzle estar resolvido.

Nota: os alunos devem ser cuidadosos em cada resposta, pois não se sabe antecipadamente qual o aluno a quem será atribuída a pontuação.

Parte analítica

Questão situacional:

1. Uma caraterística da dilatação aguda do intestino grosso na colite ulcerosa inespecífica.

A. Reunião em formas agudas*

B. Desenvolvimento em formas mais totais

V. É determinado no exame de raios X

G. A obstipação está misturada com muco

D. Risco de desenvolvimento de perfuração

2. Durante a defecação, o doente tem uma descarga aumentada de glóbulos vermelhos, se estes não estiverem misturados com as fezes

I. Esta condição é caraterística de qual patologia das doenças do cólon:

A.hemorróidas*

B. orca hole melt

V. Tipo de prolapso intestinal

G. Carregar a resposta correcta

D. tudo está correto

II. complicações das hemorróidas:

A.tromboflebite*

B. peritonite

V. Diarreia

G. Enjoos matinais

D. tudo está correto

3. Que exames devem ser efectuados para realizar uma operação de reconstrução num doente que sofre de uma fístula do intestino delgado há 5 anos.

A.Radiografia, endoscopia, laboratório*

B. Análise geral do sangue, radiológica

V. Irrigascopia, retoscopia

G. Determinação do neurostatus

Parte prática

Realização de tarefas relativas a competências práticas (diagnóstico diferencial e

posterior justificação do diagnóstico, determinação da dieta correcta e do

tratamento planeado, exame de ultra-sons, exame de raios X).

1. DIAGNÓSTICO DIFERENCIAL E COM BASE NO DIAGNÓSTICO FINAL

Objetivo: ensinar a efetuar um diagnóstico diferencial e a justificar o diagnóstico.

2	Acções	Não Concluído	Totalmente Concluído
1.	Causam doenças cujos sintomas clínicos são semelhante a esta doença	0	25
2.	Diagnóstico diferencial das principais manifestações clínicas síndromes	0	35
3.	Fazer um diagnóstico com base nas queixas, anamnese, exames objectivos e laboratoriais e diagnóstico diferencial	0	40
	Total	0	100

Determinar a dieta correcta e o plano de tratamento. Objetivo: Curar a doença e alcançar a remissão.

2	Acções	Não concluído	Totalmente concluído
1.	Estudar as características da obra de Pevzner regimes de tratamento	0	10
2.	Escolher a tabela de dieta correcta de acordo com o diagnóstico	0	10
3.	Avaliação da qualidade da dieta	0	20
4.	Seleção da terapia principal de acordo com o diagnóstico e tendo em conta a gravidade da doença	0	20
5.	Nomeação de terapia sintomática em de acordo com o diagnóstico e tendo em conta a gravidade da doença	0	20
6.	Medidas preventivas	0	20
	Total	0	100

Tipos de controlo dos conhecimentos, das competências práticas

1. Oral;

2. Escrito;

3. Resolução de problemas situacionais;

4. Ser capaz de demonstrar as competências práticas adquiridas

Questões de revisão

1. Compreensão, etiopatogénese, clínica, diagnóstico e métodos de tratamento das doenças do cólon.

2. Classificação das doenças do cólon

3. Características do tratamento das doenças do cólon.

4. Princípios do tratamento conservador das doenças do cólon.

5. Tratamento cirúrgico das doenças do cólon.

6. Formação para o diagnóstico e preparação para a prática cirúrgica.

7. Instruções para a prática cirúrgica das doenças do cólon.

8. Causas do desenvolvimento da fístula intestinal

9. As principais perturbações que ocorrem nas fístulas intestinais.

10. Instruções para o tratamento cirúrgico das fístulas intestinais.

11. Objectivos do tratamento cirúrgico.

12. Métodos para restaurar a integridade do trato intestinal em fístulas intestinais.

Lista de competências práticas:

Injeção por sifão

Objetivo: esvaziar o cólon.

Indicação: obstrução intestinal aguda, quando os enemas purgativos não funcionam, os laxantes não funcionam.

Equipamento necessário: Caneca Esmarx, sonda para o cólon, vaselina, água

(8-12 Passos a seguir:

2	Passos	Concluído	Totalmente concluído
1	Usar luvas de borracha	0	10
2	Krigi da zona do orifício posterior (deteção da presença de hemorróidas, fissuras, crescimentos).	0	10
3	Deitar o paciente sobre o lado esquerdo, trazer o joelhos no estômago	0	10
4	Colocar um clipe na nádega, colocar uma extremidade do clipe num balde	0	10
5	Colocar um funil de vidro (volume 0,5 l) numa das extremidades do tubo de borracha.	0	10
6	Espalhar vaselina no tubo intestinal	0	10
7	Introduzir a sonda de borracha no reto com movimentos circulares a uma profundidade de 20-30 cm.	0	10
8	Lavar o funil com água, baixar o funil assim que a água entra no intestino, libertando os produtos intestinais juntamente com a água lavada para o funil.	0	10
9	Esvaziar a caneca de Esmarx, enchê-la com água limpa, repetir a manipulação.	0	10
10	Retirar a sonda do reto, retirar o luvas, colocá-las numa solução de desinfeção	0	10
	Total	0	100

<h1 style="text-align:center">Exame rectal com um dedo</h1>

Objetivo: diagnóstico de doenças do reto e dos pequenos órgãos pélvicos.

Indicação: Doenças do reto, obstrução intestinal aguda, hemorragia do trato gastrointestinal, doenças dos órgãos abdominais.

Equipamento necessário: luvas de borracha e vaselina.

Medidas a adotar:

2	Passos	Não concluído	Totalmente concluído
1	Usar luvas de borracha	0	10
2	O doente está na posição de joelho-cotovelo, deitado de lado ou de costas, com os joelhos junto ao abdómen	0	10
3	Krigi da zona do orifício posterior (deteção da presença de hemorróidas, fissuras, crescimentos).	0	15
4	O segundo dedo é revestido com vaselina e introduzido suavemente no canal anal	0	15
5	O reto é examinado ao longo da circunferência, a dor, a presença ou ausência de tumores, o estado do esfíncter externo e os pequenos órgãos pélvicos são avaliados.	0	20
6	Após a manipulação, o dedo é examinado para verificar se existem descargas patológicas (pus, sangue, muco) no dedo.	0	20
7	Tirar as luvas, colocá-las no deserto	0	10
	Total	0	100

Determinação do sintoma de Shetkin Blumberg.

Objetivo: identificar a inflamação da córnea (apendicite destrutiva, perfuração

da 12ª úlcera intestinal)

Indicação: Dor de Corinto.

Equipamento necessário: sala iluminada, sofá.

Medidas a adotar:

2	Passos	Não concluído	Totalmente concluído
1	Estado do doente. É determinado pela posição deitada de costas do doente.	0	15
2	O médico senta-se do lado direito do doente.	0	20
3	Colocação dos dedos do médico na parede frontal da córnea.	0	20
4	O apalpamento começa longe do ogre domínio.	0	20
5	Shchetkin Classificação da Bloomberg.	0	25
	Total	0	100

30

Lavagem abdominal.

Objetivo: lavar e remover o exsudado, o pus, os coágulos sanguíneos e as membranas fibrosas do abdómen. Introdução de antibióticos no abdómen.

Indicação: Peritonite purulenta disseminada de várias etiologias.

Equipamento necessário: Cama móvel, líquido antissético, pinças esterilizadas, luvas de borracha, solução de novocaína, ligaduras.

Medidas a adotar:

2	Passos	Não concluído	Totalmente concluído
1	Estado do doente. A lavagem abdominal é efectuada enquanto o doente está deitado.	0	15
2	Anestesiar o paciente com Novocaína solução.	0	20
3	Ligação de tubos sistémicos aos drenos abdominais superiores.	0	15
4	Injeção de líquidos anti-sépticos na cavidade abdominal.	0	20
5	Mudar a posição da cama móvel durante lavagem abdominal.	0	15
6	Remoção de líquido anti-sético da cavidade abdominal e administração subsequente de antibióticos.	0	15
	Total	0	100

Determinação do sinal de Sklyarov na obstrução intestinal aguda. Objetivo:

Determinar o sinal de obstrução intestinal aguda.

Indicações: Abdominais e flatulência em doentes, repouso abdominal.

Equipamento necessário: sala iluminada, sofá.

Medidas a adotar:

2	Passos	Não concluído	Totalmente concluído
1	Estado do doente. Na obstrução intestinal aguda, O sinal de Sklyarov é determinado deitando o doente de lado.	0	15
2	O médico senta-se do lado direito do doente.	0	20
3	Colocação dos dedos do médico no mesogástrio área.	0	20
4	Realização de movimentos palpatórios no zona mesogástrica.	0	20
5	Avaliação do sinal de Sklyarov.	0	25
	Total	0	100

IMPLEMENTAÇÃO BASEADA NA ANÁLISE SWOT"

O método de análise SWOT serve para encontrar formas de resolver problemas, analisando e comparando ideias, processos, experiências e resultados de trabalho, reforçando o conhecimento, repetindo, avaliando e desenvolvendo o pensamento analítico. A análise SWOT é realizada em quatro direcções.

S-(strength)- implica a presença de fontes internas de forte externalização. W-(weakness)- presença de fraquezas, pontos fracos ou problemas internos.

O-(opportunitu)- oportunidades de desenvolvimento disponíveis fora da externalização. T-(tnreat)- riscos, obstáculos que afectam o sucesso da externalização no ambiente externo.

A estratégia serve para iluminar os quatro principais aspectos do problema. Os alunos esclarecem a essência dos problemas que são relevantes para o conteúdo da disciplina, procuram os factores que os causam e encontram formas de os resolver.

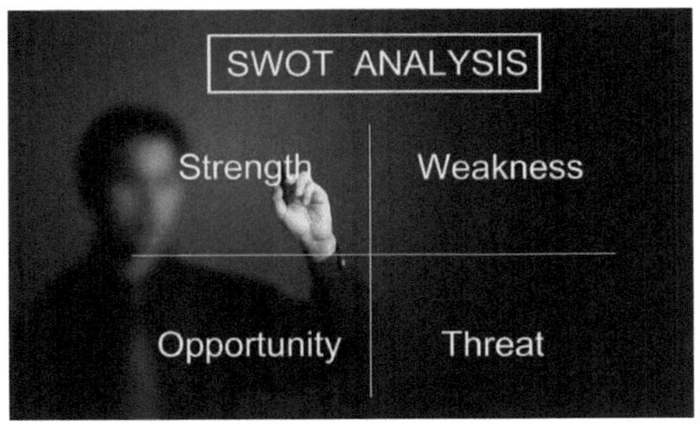

Método de caso

A fase de caso é formada pela combinação das palavras inglesas sase - situação específica e study - educação, e é um método educativo baseado no estudo e análise de situações específicas e na obtenção de resultados socialmente significativos. Este método, ao contrário do método de ensino baseado em problemas, baseia-se na tomada de decisões claras com base no estudo de situações reais. Se for utilizado como forma de atingir um determinado objetivo no processo educativo, tem um carácter metodológico, se for realizado passo a passo no estudo de um processo, com base num determinado algoritmo, reflecte o aspeto tecnológico. faz

Este método foi utilizado pela primeira vez em 1920 na Harvard Business School. O corpo docente da Harvard Business School apercebeu-se rapidamente de que não existiam manuais adequados para um departamento de licenciatura em gestão. Para resolver este problema, a primeira medida tomada pelos professores da escola de gestão foi entrevistar os principais profissionais do sector e redigir um relatório pormenorizado sobre as actividades destes gestores e os factores que as afectam. A palestra foi apresentada aos ouvintes sob a forma de encontrar uma solução baseada numa situação concreta enfrentada por um ou outro estrangeiro, analisando essa situação e discutindo-a independentemente ou em equipa. Mais tarde, o método do caso foi amplamente promovido nas instituições de ensino empresarial. Atualmente, do ponto de vista do desenvolvimento de competências profissionais, os adeptos deste método são cada vez mais numerosos. Desde a década de 1950, os casos de negócios tornaram-se populares nos países da Europa Ocidental. As principais escolas de gestão europeias não só ensinam com base no método de estudo de casos, como também participam ativamente na criação de casos.

Um caso é um conjunto completo de informações. Regra geral, o caso é composto por três partes:

1) informações auxiliares necessárias para a análise do caso;

2) uma declaração clara da situação;

3) atribuição de casos.

Caso impresso (inclui gráficos, tabelas, quadros e ilustrações para o tornar mais visual).

Caso multimédia (que requer uma utilização generalizada recentemente.

Caso de vídeo (pode consistir em filmes, materiais áudio e vídeo).

O método de estudo de caso inclui o seguinte:

■preparar o trabalho de caso por escrito;

■estudo autónomo e discussão do caso pelos alunos;

■Discutir o trabalho d e caso de forma colaborativa na audiência, sob a orientação de um professor-professor;

■aderir ao princípio "o debate é mais importante do que a solução".

Peculiaridades do estudo de caso

1. Disponibilidade da atividade de investigação.

2. Ensino em equipa e em grupo.

3. Integração de formas de trabalho individuais, de grupo e colectivas.

4. Desenvolvimento de vários projectos educativos.

5. Estimular as actividades educativas dos alunos para alcançar o sucesso

Etapas da atividade de um professor que aplica o método do caso

1) fase preparatória;

2) a fase principal: aplicação do método de estudo de caso;

3) fase analítica e de avaliação

No processo de trabalho com o caso, existe uma estratégia de ação do professor-professor:

1. O professor pode fornecer perguntas ou informações adicionais que sirvam de chave para ajudar a encontrar uma solução para o problema.

2. Nalguns casos, o próprio professor pode esclarecer a resposta.

3. O professor não pode prestar qualquer ajuda enquanto os alunos estiverem a resolver o problema.

Etapas da resolução do caso pelos alunos

A experiência mundial mostra que, se a tecnologia de resolução de casos dos alunos consistir em duas fases, é possível alcançar uma maior eficiência na consecução dos objectivos educativos: A primeira fase é o trabalho individual (fora da audiência) na resolução do caso.

A segunda fase consiste em trabalhar em conjunto com o caso como uma equipa (na audiência). A primeira fase consiste no trabalho individual de resolução de um caso de forma autónoma:

1) familiarizar-se com os materiais do processo;

2) estuda, explica e justifica a situação apresentada;

3) distingue os problemas e os subproblemas, escolhe os métodos de investigação e de análise da situação;

4) analisa a situação prática apresentada; determina e justifica os métodos e meios de resolução do problema atribuído;

5) desenvolve medidas para aplicar a decisão proposta.

A segunda fase consiste em trabalhar em equipa sobre o caso. Os alunos são divididos em pequenos grupos e trabalham em conjunto sobre o caso:

1) coordenam as diferentes percepções dos membros do grupo sobre a situação, os principais problemas e as formas de os resolver;

2) discutir e avaliar as opções de solução propostas, escolher a opção mais óptima para esta situação em termos do problema apresentado;

3) desenvolver um programa pormenorizado, passo a passo, para a implementação da a ç ã o escolhida que conduza à solução da situação problemática;

4) preparar a apresentação e formalizar o material a ser apresentado.

Apresentação dos resultados da resolução do caso por pequenos grupos:

1) apresentar as suas opções para resolver a situação real;

2) explicar a linha de ação escolhida e justificar a correção da solução;

3) responder às perguntas dos outros membros do grupo e justificar as suas propostas.

Trabalhar em equipa nos casos:

Discussão das opções de soluções propostas pelos grupos; avaliação mútua das soluções propostas;

É também possível avaliar conjuntamente (alunos e professor) a viabilidade e a exequibilidade das soluções propostas.

Formas de controlo dos conhecimentos e das competências

1. Oral

2. Escrito

3. Resolução de problemas situacionais

4. Demonstração das competências adquiridas

Critérios de avaliação do controlo atual

2	Grau	O nível de conhecimentos do aluno
1	Excelente "5"	Responde cabalmente a questões sobre a definição, classificação, etiologia e patogénese desta doença, indicações e contra-indicações para vários métodos de tratamento e complicações. É capaz de tirar conclusões e tomar decisões, pensar de forma criativa e observar de forma autónoma. Responde a questões situacionais com uma abordagem bem fundamentada e criativa. É capaz de adotar uma abordagem muito ativa e criativa na condução de jogos interactivos e de a aplicar na prática. É capaz de resolver corretamente todas as questões dos testes e problemas situacionais. Compreende a essência das perguntas, dá respostas correctas, fala com confiança, tem uma visão clara.
2	Excelente "5"	Responde cabalmente a questões sobre a definição, classificação, etiologia e patogénese desta doença, indicações e contra-indicações para vários métodos de tratamento e complicações. É capaz de tirar conclusões e tomar decisões, pensar de forma criativa e observar de forma autónoma. Responde a questões situacionais com uma abordagem bem fundamentada e criativa. É capaz de adotar uma abordagem muito ativa e criativa na condução de jogos interactivos e de a aplicar na prática. É capaz de resolver corretamente problemas situacionais com 1 erro. É capaz de resolver corretamente questões de teste com 1 erro. Compreende a essência das perguntas, dá respostas completas, fala com confiança.
3	Excelente "5"	Responde cabalmente a perguntas sobre a definição, classificação, etiologia e patogénese desta doença, indicações e contra-indicações para vários métodos de tratamento e complicações. Pode tirar conclusões e tomar decisões, refletir
		criativamente e observar de forma independente. Responde a questões situacionais com uma abordagem bem fundamentada e criativa. É capaz de adotar uma abordagem muito ativa e criativa na condução de jogos interactivos e de a aplicar na prática. É capaz de resolver corretamente problemas situacionais com 2-3 erros. É capaz de resolver corretamente questões de teste com 2-3 erros. Compreende a essência do perguntas, responde a 1 pergunta com incerteza.
4	Bom "4"	Responde cabalmente a perguntas sobre a definição, classificação, etiologia e patogénese desta doença, indicações e contra-indicações para vários métodos de tratamento e complicações. É capaz de tirar conclusões e tomar decisões, pensar de forma criativa e observar de forma autónoma. Responde a questões situacionais com uma abordagem bem fundamentada e criativa. É capaz de adotar uma abordagem muito ativa e criativa na condução de jogos interactivos e de a aplicar na prática. É capaz de resolver corretamente problemas situacionais com 2-3 erros. É capaz de resolver corretamente questões de teste com 2-3 erros. Compreende a essência do

		perguntas, responde a 2-3 perguntas com incerteza.
5	Bom "4"	Responde cabalmente a perguntas sobre a definição, classificação, etiologia e patogénese desta doença, indicações e contra-indicações para vários métodos de tratamento e complicações. É capaz de tirar conclusões e tomar decisões, pensar de forma criativa e observar de forma autónoma. Responde a questões situacionais com uma abordagem bem fundamentada e criativa. É capaz de adotar uma abordagem muito ativa e criativa na condução de jogos interactivos e de a aplicar na prática. Responde a problemas situacionais, testes e perguntas com 3-4 erros. A definição, classificação, etiologia e patogénese desta doença, indicações e contra-indicações para vários tratamentos
		métodos, respostas incompletas, mas correctas, a perguntas sobre complicações.
6	Bom "4"	É capaz de tirar conclusões e tomar decisões, pensar de forma criativa e observar de forma autónoma. Dá respostas correctas a questões situacionais. É capaz de adotar uma abordagem muito ativa e criativa na condução de jogos interactivos e de a aplicar na prática. Responde a testes e perguntas com 3 a 4 erros.
7	Satisfatório "3"	A definição, classificação, etiologia e patogénese desta doença, indicações e contra-indicações para vários métodos de tratamento, responde a perguntas sobre complicações completamente, mas 60% corretamente. Tira conclusões, mas não consegue tomar decisões, nem sempre consegue fazer observações independentes. Responde às perguntas situacionais com metade da correção, mas com toda a justificação. Participa na realização de jogos interactivos e pode adotar uma abordagem criativa e aplicá-la na prática. Responde corretamente a metade dos problemas situacionais, testes e perguntas.
8	Satisfatório "3"	A definição, classificação, etiologia e patogénese desta doença, indicações e contra-indicações para vários métodos de tratamento, complicações são incompletas, mas 50% correctas. Não consegue tirar conclusões e tomar decisões, nem sempre consegue fazer observações autónomas. Responde a perguntas situacionais de forma semi-correcta, nem sempre completamente justificada. Participa em jogos interactivos, nem sempre consegue aceitar conclusões razoáveis e não as consegue aplicar na prática. Responde corretamente a metade dos problemas e questões situacionais.
9	Insatisfeito "2"	A definição, classificação, etiologia e patogénese desta doença, indicações e contra-indicações para vários métodos de tratamento, complicações estão incompletas, mas 50% correctas. Ele
		não pode tirar conclusões e tomar decisões, não pode fazer observações independentes. Dá respostas semi-corretas e não totalmente justificadas a perguntas situacionais. Participa em jogos interactivos, nem sempre consegue aceitar uma conclusão razoável, não a consegue aplicar na prática. Responde corretamente a metade dos problemas

		situacionais, testes e perguntas.
10	Insatisfeito "2"	Responde corretamente a 1/5 das perguntas. Resolve problemas situacionais com uma abordagem incorrecta e pouco razoável.
11	Insatisfeito "2"	Responde corretamente a 1/4 das perguntas. Resolve situações com uma abordagem incorrecta e pouco razoável.
12	Insatisfeito "2"	Erra 1/5 das questões dadas. Responde à questão dada de forma incorrecta e parcialmente incorrecta.
13	Insatisfeito "2"	Erra 1/10 das perguntas.
14	Insatisfeito "2"	Responde incorretamente às perguntas.

Mapa tecnológico da formação

2	Fases da formação	Formação forma	Duração (80 min.)
1.	Apresentação do professor (justificação do tema).		5
2.	Discussão do tema da formação prática, novas tecnologias pedagógicas (pequenos grupos, debate, problema situacional, "bola de neve", "mesa redonda", etc.), bem como materiais visuais (diapositivo, cassete áudio-vídeo, maquete, fantasma, ECG, raio-X, etc.) para verificar o nível inicial de conhecimentos dos alunos.	pedido, explicação	25
3.	Terminar o debate.		5
4.	Atribuir aos alunos a realização da parte prática da formação. Dar instruções e explicações sobre o procedimento para completar tarefas. Ver os doentes por tópico.		10
5.	Trabalho autónomo dos alunos no domínio das competências práticas.		15
6.	Discutir, reforçar os conhecimentos teóricos adquiridos pelos alunos e os resultados do trabalho prático, e avaliar as actividades de grupo tendo em conta o nível de realização do objetivo da formação.	verificar os resultados de um inquérito oral, de um teste, de um debate, de uma prática trabalho	25
7.	A conclusão do professor sobre esta atividade é avaliar e anunciar o desempenho de cada aluno de acordo com o sistema de 100 pontos. Dar aos alunos uma tarefa (um conjunto de perguntas) para preparar a lição seguinte.	Informações, perguntas para uma preparação autónoma	5

REFERÊNCIAS

42

I. PRINCIPAL

1.Casais cirúrgicos. Sh.I. Karimov, Toshkent, 2005.

2. Doenças cirúrgicas. Sh.I. Karimov, Tashkent, 2005.

3. Doenças do quiroprático. Sh.I. Abdurahman. Tashkent, 2011.

4. Cirúrgico. Sh.I. Karimov, N.Kh. Shamirzaev, Toshkent, 1995.

5. Doenças cirúrgicas. Ed. por M.I. Kuzin, Medicina, 2002.

6. Manual metódico de cirurgia hospitalar. Nazyrov F.G. do coautor, Tashkent, 2004.

7. Cirurgia clínica. Editado por Pantsyrev Y.M. M. M. "Medicine", 1988

8. Vorobyov A. Manual de um médico prático em 3 volumes. 1990

9. Konden R., Neihus L. Cirurgia Clínica Moscovo. Prática 1998

10. Nazirov F.G., Denisov I.I., Ulugbekov E.G. Spravochnik-putevoditel' prakticheskogo vracha [Livro de referência-guia de um médico em exercício]. Moscovo, 2000.

11. Petrovsky B.V. ed. Guia de Cirurgia (em 12 volumes), Medicina, 1959-1966.

II. ADICIONAIS

12. Anatomia laparoscópica aplicada: cavidade abdominal e pélvis. WindG. J.
Ano 1999

13. Cirurgia colorrectal em ambulatório. Ambulatory colorectal surgery /
editado por Laurence R. Sands, Dana R. Sands.- Nova Iorque: Informa
Healthcare USA, Inc., 2009.- 354 p.

14. Manual de diagnóstico do cirurgião - Astafurov V.N. 2003.

15. Atlas de drenagem em cirurgia - Gulman M.I. 2004.

16. Estudos de cirurgia gástrica - Yudin S.S., 2003.

17. Sutura contínua de uma fila de anastomoses em cirurgia abdominal - Egiev
V.N. 2002

18. Lesões abdominais com traumatismo concomitante. Abakumov M.M.,
Lebedev N.V.2005

19. Peritonite purulenta generalizada - V. V. Boyko, 2008

20. O senso comum na cirurgia abdominal de emergência - Moshe Shine.2003

21. Cirurgia abdominal de emergência - Maistrenko N.A., 2002

22. Cirurgia abdominal - Grigoryan R.A. Em 2 volumes, 2006

23. Operação cirúrgica. Distúrbio da homeostase, pré-operatório. Podgot. -
I.Ya.Makshanov. 2002

Sítios Web da Internet:

http://www.tma.tmn.ru/Vestnik http://medi.ru/doc/83.htm

http://www.rmj.net/index.htm

http://www.consilium-medicum.com/media/refer

http://www.mediasphera.aha.ru

ÍNDICE DE CONTEÚDO

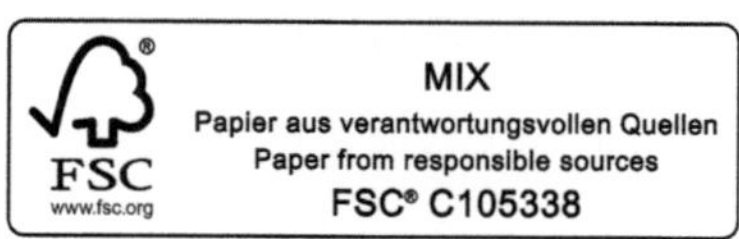